SENIOREN - WASSER

Wasser,
der Schlüssel zu körperlichem und
geistigem Wohlbefinden

Mag. Eva Prasch

CONTENTS

E.M. PRASCH

meine Webseite:>>> **https://evaprasch.com**

1

I. EINLEITUNG

Im Alter spielt die ausreichende Flüssigkeitszufuhr eine wichtige Rolle für die körperliche und geistige Gesundheit.

Besonders wir älteren Menschen sind jedoch oft von Dehydration betroffen, da unser Durst empfindlich nachlässt und wir oft vergessen, ausreichend Flüssigkeit zu uns zu nehmen.

In diesem Buch mache ich Dich vertraut mit der Bedeutung von Wasser für Senioren und den Auswirkungen von Dehydration auf unsere Gesundheit.

Aus Erfahrung zeige ich praktische Maßnahmen zur Verbesserung der Flüssigkeitszufuhr auf und weise die Bedeutung einer ausgewogenen Ernährung für den Wasserhaushalt im Alter hin.
Mein Ziel als Seniorin ist es, Dich dabei zu unterstützen, ein gesundes und aktives Leben zu führen, Deine Flüssigkeitszufuhr zu optimieren und somit Dein **körperliches und geistiges Wohlbefinden zu verbessern.**

• *Bedeutung von Wasser für Senioren*

Wasser ist ein lebenswichtiges Element und spielt insbesondere im Alter eine entscheidende Rolle für die Gesundheit.
Im Laufe der Jahre verändert sich der Körper und somit auch der Wasserhaushalt.
Die Menge an Wasser im Körper nimmt ab und die **Durstempfindlichkeit lässt nach.**

Diese Faktoren erhöhen **das Risiko von Dehydration**, welche zu

verschiedenen gesundheitlichen Problemen führen kann.
Für eine optimale körperliche und geistige Leistungsfähigkeit ist es notwendig, für eine ausreichende Flüssigkeitszufuhr zu sorgen.

Wasser unterstützt:
- die Regulierung der Körpertemperatur,
- den Transport von Nährstoffen und Sauerstoff sowie
- die Entfernung von Abfallprodukten.

Ausreichend Flüssigkeit verbessert:
- die kognitive Leistungsfähigkeit,
- verhindert Harnwegsinfektionen
- verhindert Verstopfung
- hilft, die körperliche Leistungsfähigkeit zu erhalten.

Daher ist es wichtig, dass wir regelmäßig und ausreichend Flüssigkeit zu uns nehmen, um unsere Gesundheit und unser Wohlbefinden zu erhalten.

● *Ziel des Buches*

Das Ziel dieses Buches ist es, Dich dabei zu unterstützen, ein gesundes und aktives Leben zu führen, indem Du Deine Flüssigkeitszufuhr optimierst und sich somit Dein körperliches und geistiges Wohlbefinden verbessert.

Das Buch soll Dir aufzeigen, welche Auswirkungen eine ausreichende Flüssigkeitszufuhr auf Deine Gesundheit hat und welche praktischen Maßnahmen Du ergreifen kannst, um Deine Flüssigkeitsaufnahme zu steigern.

Dabei sollten Du auch mögliche Herausforderungen, wie die eingeschränkte Mobilität oder die Einnahme von Medikamenten, berücksichtigen.

Zusätzlich wird die Bedeutung einer ausgewogenen Ernährung für den Wasserhaushalt im Alter beleuchtet.

Das Buch soll Dir eine informative und hilfreiche Lektüre bieten, um die Flüssigkeitsversorgung im Alter zu optimieren und somit die Gesundheit und Lebensqualität im Alter zu verbessern.

II. WASSERBEDARF IM ALTER

Im Alter verändert sich der Wasserbedarf des Körpers aufgrund von physiologischen Veränderungen.

Da die Durstempfindlichkeit im Alter abnimmt, kommt es zu einem höheren Risiko von Dehydration, was negatie Auswirkungen auf die Gesundheit hat.

Eine ausreichende Flüssigkeitszufuhr ist daher besonders wichtig, um die körperliche und geistige Gesundheit im Alter zu erhalten.

Empfehlenswert ist eine tägliche Flüssigkeitszufuhr von mindestens 2,5 Litern.

Bei hohen Temperaturen oder körperlicher Aktivität kann der Bedarf noch höher sein. Es ist jedoch wichtig zu beachten, dass der individuelle Wasserbedarf je nach körperlicher Verfassung, Alter, Geschlecht, Gewicht und Gesundheitszustand variieren kann.

Achte darauf, regelmäßig kleine Mengen an Flüssigkeit zu dir zu nehmen, um eine Austrocknung zu vermeiden.

Dabei ist es sinnvoll, als bevorzugtes Getränke **Wasser** zu dir zu nehmen.
Getränke mit geringem Zucker- und Koffeingehalt sollten Deine 2. Wahl sein, wie zum Beispiel ungesüßter Tee oder verdünnte Fruchtsäfte.

Auch Suppen oder Brühen können zur Flüssigkeitsversorgung beitragen.

Du solltest auch beachten, dass bestimmte Medikamente, wie Diuretika, den Wasserbedarf erhöhen, da sie zu einem erhöhten Flüssigkeitsverlust führen.
In solchen Fällen solltest Du mit deinem Arzt sprechen, um Deinen individuellen Wasserbedarf zu bestimmen und entsprechende Maßnahmen zu ergreifen.

Insgesamt ist es wichtig, den Wasserbedarf im Alter nicht zu unterschätzen und regelmäßig auf eine ausreichende Flüssigkeitszufuhr zu achten, um die körperliche und geistige Gesundheit zu erhalten.

● *Physiologische Veränderungen im Alter*

Im Alter kommt es zu verschiedenen physiologischen Veränderungen im Körper, die Auswirkungen auf den Wasserhaushalt haben.

Einige dieser Veränderungen sind:

● *Reduzierung des Körperwassers:*

Mit zunehmendem Alter nimmt, wie bereits erwähnt, der Anteil an Körperwasser ab. Dies bedeutet, dass der Körper insgesamt weniger Flüssigkeit enthält und auch weniger Wasser speichern kann. Dadurch erhöht sich das Risiko von Austrocknung.

● **Reduzierung der Nierenfunktion:**

Mit dem Alter nimmt die Leistungsfähigkeit der Nieren ab, was dazu führt, dass sie weniger Wasser filtern und ausscheiden können. Dies kann zu einer vermehrten Wasseraufnahme führen, um den Flüssigkeitsbedarf des Körpers zu decken.

- **Veränderung des Durstgefühls:**

Im Alter nimmt das Durstgefühl ab, was dazu führt, dass Du nicht ausreichend trinkst, auch wenn dein Körper bereits dehydriert ist. Daher ist es wichtig, auch bei fehlendem Durstgefühl regelmäßig kleine Mengen an Flüssigkeit zu Dir zu nehmen.

- **Veränderung der Hormonproduktion:**

Mit dem Alter veräbdert sich auch die Hormonproduktion, was wiederum Auswirkungen auf den Wasserhaushalt hat. Zum Beispiel kann der Hormonspiegel von antidiuretischem Hormon (ADH) abnehmen, das für die Regulierung des Wasserhaushalts im Körper zuständig ist. Dadurch kann es zu einer verbesserten Urinausscheidung kommen, was den Körper zusätzlich dehydrieren kann.

- **Veränderung der Magen-Darm-Funktion:**

Im Alter kann es zu einer Verlangsamung der Magen-Darm-Funktion kommen, was dazu führen kann, dass Senioren langsamer trinken und essen. Dies kann dazu führen, dass sie insgesamt weniger Flüssigkeit zu sich nehmen.

Es ist wichtig, sich der körperlichen Veränderungen im Alter bewusst zu sein und entsprechend zu ergreifen, um den Körper mit ausreichender Flüssigkeit zu verbergen.

Dazu gehört, kleine Mengen an Flüssigkeit zu Dir zu nehmen **und auf eine ausgewogene Ernährung zu achten**, die auch Wasser in Form von Obst und Gemüse enthält.

- **Folgen von Dehydration im Alter**

Dehydration, auch ein Mangel an Flüssigkeit im Körper, kann im Alter schwerwiegende Folgen haben.

Einige der Auswirkungen sind:

- **Verwirrtheit und Konzentrationsschwäche:**

Dehydration kann zu einer schlechten geistigen

Leistungsfähigkeit führen, was sich in Verwirrtheit, Konzentrationsschwäche und Gedächtnisproblemen äußern kann.

- **Schwindel und Stürze:**

Eine ausreichende Flüssigkeitszufuhr ist wichtig für den Blutdruck und die Durchblutung des Körpers. Bei Dehydration kann es zu einem starken Blutdruckverlust kommen und plötzliche Schwindelgefühle treten auf, was das Sturzrisiko war erhöht.

- **Verstopfung und Harnwegsinfektionen:**

Eine ausreichende Flüssigkeitszufuhr ist auch wichtig für eine gesunde Verdauung und Ausscheidung von Abfallstoffen aus dem Körper. Bei Austrocknung kommt es zu Verstopfung und Harnwegsinfektionen.

- **Hautprobleme:**

Austrocknung kann zu trockener Haut und vermehrten Falten führen.

- **Nierenprobleme:**

Eine dauerhafte Dehydration kann zu Nierenproblemen führen, da die Nieren nicht ausreichend durchgespült werden und sich merkwürdige Substanzen im Körper ansammeln können.

Es ist daher wichtig, auf eine ausreichende Flüssigkeitszufuhr zu achten und auf Anzeichen von Dehydration sofort zu reagieren, um Folgeschäden zu vermeiden.

III. FUNKTIONEN VON WASSER IM KÖRPER

Wasser erfüllt im Körper zahlreiche wichtige Funktionen, die von großer Bedeutung sind.

Einige der wichtigsten Funktionen sind:

- **Transport von Nährstoffen:**

Wasser dient als Transportmittel für Nährstoffe und Sauerstoff im Körper. Durch eine ausreichende Flüssigkeitszufuhr wird der Körper ausreichend mit Nährstoffen versorgt.

- **Regulierung der Körpertemperatur:**

Wasser hilft dabei, die Körpertemperatur zu regulieren. Insbesondere bei heißen Temperaturen und körperlicher Aktivität ist eine ausreichende Flüssigkeitszufuhr wichtig, um Überhitzung zu vermeiden.

- **Ausscheidung von Abfallstoffen:**

Wasser ist auch wichtig für die Ausscheidung von Abfallstoffen aus dem Körper.

Eine ausreichende Flüssigkeitszufuhr hilft dabei, Abfallstoffe aus den Nieren und dem Darm zu spülen und somit eine gesunde Verdauung und Ausscheidung zu fördern.

- **Schutz der Gelenke:**

Wasser wirkt als Schmiermittel für die Gelenke und hilft, Gelenkschmerzen und Arthritis zu lindern.

- **Erhaltung der Hautelastizität:**

Eine ausreichende Flüssigkeitszufuhr ist auch wichtig für die Erhaltung der Hautelastizität. Austrocknung kann zu trockener Haut und vermehrten Falten führen.

- **Unterstützung des Immunsystems:**

Wasser spielt auch eine wichtige Rolle bei der Unterstützung des Immunsystems, indem es dazu kommt, plötzliche, merkwürdige Stoffe aus dem Körper zu spülen und somit das Immunsystem zu stärken. Es ist daher wichtig, den Körper regelmäßig mit ausreichend Wasser zu versorgen, um diese erheblichen Funktionen aufrechtzuerhalten.

- **Regulierung der Körpertemperatur**

Eine wesentliche Funktion von Wasser im Körper ist die Regulation der Körpertemperatur. Bei körperlicher Aktivität oder bei hohen Temperaturen beginnt der Körper zu schwitzen, um die Körpertemperatur auf einem gesunden Niveau zu halten. Der Schweiß verdunstet auf der Haut und kühlt den Körper ab. Wenn jedoch der Körper nicht genügend Flüssigkeit hat, um zu schwitzen, kann er nicht effektiv kühlen und es kommt zu einer Überhitzung des Körpers.
Besonders im Alter ist die Regulierung der Körpertemperatur eine wichtige Funktion von Wasser, da ältere Menschen aufgrund von altersbedingten Veränderungen im Körper weniger effektiv schwitzen.

Dies führt zu einem höheren Risiko von Hitzschlägen und anderen hitzebedingten Erkrankungen. Daher ist es wichtig, besonders im Sommer und bei körperlicher Aktivität auf eine ausreichende Flüssigkeitszufuhr zu achten, um bei der Regulierung der Körpertemperatur zu unterstützen und eine Überhitzung zu vermeiden.

- **Transport von Nährstoffen und Sauerstoff**

Eine weitere wichtige Funktion von Wasser im Körper ist der Transport von Nährstoffen und Sauerstoff zu den verschiedenen Körpergeweben und Organen.

Wasser ist das Haupttransportmittel für Nährstoffe, Vitamine und Mineralien im Körper. Ohne ausreichende Flüssigkeitszufuhr kann der Körper nicht genügend Nährstoffe und Sauerstoff zu den aufgenommenen Zellen aufnehmen, was zu starken körperlichen und geistigen Funktionenstörungen führt.

Besonders im Alter werden die Körperzellen mit ausreichend Nährstoffen und Sauerstoff versorgt. Ältere Menschen haben oft ein höheres Risiko für Mangelernährung aufgrund von altersbedingten Veränderungen im Körper und einer schlechteren Nährstoffaufnahme.

Eine ausreichende Flüssigkeitszufuhr kann dazu beitragen, diesen Mangel zu reduzieren und den Körper mit Nährstoffen und Sauerstoff zu versorgen. Es ist daher wichtig, regelmäßig ausreichend Wasser und andere Flüssigkeiten zu trinken, um die Zellen mit ausreichend Nährstoffen und Sauerstoff zu versorgen und eine gesunde körperliche und geistige Funktion zu erhalten.

- **Entfernung von Abfallprodukten**

Eine weitere wichtige Funktion von Wasser im Körper ist die Entfernung von Abfallprodukten. Der Körper produziert ständig Abfallprodukte wie Harnstoffe, Ammoniak und Kohlendioxid, die entfernt werden müssen, um eine gesunde körperliche Funktion aufrechtzuerhalten. Wasser spielt eine wichtige Rolle bei der Entfernung dieser Abfallprodukte, indem es sie aus dem Körper spült.

Im Alter sammeln sich Abfallprodukte im Körper aufgrund von altersbedingten Veränderungen im Stoffwechsel und einer schlechten Nierenfunktion an. Eine ausreichende Flüssigkeitszufuhr kann dazu beitragen, diese Abfallprodukte aus dem Körper zu entfernen und die Nierenfunktion zu unterstützen. Daher ist es wichtig, genügend Wasser und andere Flüssigkeiten zu trinken, um eine ausreichende Entfernung von Abfallprodukten aus dem zu gewährleisten und die

Nierenfunktion zu unterstützen.

IV. GESUNDHEITLICHE AUSWIRKUNGEN VON AUSREICHENDEM WASSERBEDARF IM ALTER

Eine ausreichende Flüssigkeitszufuhr kann viele positive gesundheitliche Auswirkungen auf ältere Menschen haben.

Einige dieser Auswirkungen sind:

- **Unterstützung des Nierenfunktion:**

Eine ausreichende Flüssigkeitszufuhr kann auch dazu beitragen, die Nierenfunktion zu unterstützen. Mit dem Alter nimmt die Nierenfunktion ab, was dazu führt, dass Menschen anfälliger für Nierensteine werden. Eine optimale Hydratation kann dazu beitragen, dass die Nieren ordnungsgemäß und funktionierende Abfallprodukte aus dem Körper spülen. Dies kann auch dazu beitragen, das Risiko von Nierensteinen zu reduzieren.

- **Erhaltung der Hautgesundheit:**

Eine ausreichende Flüssigkeitszufuhr trägt dazu bei, die Gesundheit der Haut zu erhalten. Dehydrierung kann zu trockener, schuppiger Haut und sogar zu Hauterkrankungen führen. Eine ausreichende Flüssigkeitszufuhr kann die Haut straffer und hydratisiert halten.

- **Unterstützung des Immunsystems:**

Eine ausreichende Flüssigkeitszufuhr kann dazu beitragen, das Immunsystem älterer Menschen zu unterstützen. Eine optimale Hydratation kann dazu beitragen, Krankheitserreger aus dem Körper zu spülen und das Immunsystem zu stärken.

Zusammenfassend kann man sagen, dass eine ausreichende Flüssigkeitszufuhr im Alter eine wichtige Rolle für die Erhaltung der körperlichen und geistigen Gesundheit älterer Menschen spielt. Es ist wichtig, dass ältere Menschen sich bewusst sind, wie viel Wasser sie täglich trinken sollten und wie wichtig es ist.

- **Verbesserung der kognitiven Leistungsfähigkeit**

Eine ausreichende Flüssigkeitszufuhr trägt dazu bei, die kognitive Leistungsfähigkeit älterer Menschen zu verbessern.

Studien haben gezeigt, dass Dehydration (Austrocknung) zu Gedächtnisproblemen und einer Störung der kognitiven Funktionen, Verwirrung, Konzentrationsproblemen führt.

Eine optimale Hydratation trägt dazu bei, die Gehirnfunktionen älterer Menschen zu verbessern und das Risiko von Gedächtnisproblemen und kognitiven Störungen zu reduzieren. Indem sich Menschen mit ausreichend Flüssigkeit versorgen, können sie geistig klarer und leistungsfähiger bleiben.

- **Schutz vor Erkrankungen wie Harnwegsinfektionen und Verstopfung**

Eine ausreichende Flüssigkeitszufuhr kann auch dazu beitragen, ältere Menschen vor Erkrankungen wie Harnwegsinfektionen und Verstopfung zu schützen.

Harnwegsinfektionen treten bei älteren Menschen auf, da das Immunsystem im Alter geschwächt ist und die Blasenfunktion abnimmt.
Durch ausreichendes Trinken wird die Blasenfunktion

unterstützt und Bakterien können schneller ausgespült werden. Auch Verstopfung ist bei älteren Menschen ein häufiges Problem, da der Verdauungstrakt im Alter träger wird. Eine ausreichende Flüssigkeitszufuhr kann dazu beitragen, den Stuhlgang zu erleichtern und Verstopfung zu verhindern.

● **Erhaltung der körperlichen Leistungsfähigkeit**

Eine ausreichende Flüssigkeitszufuhr spielt auch eine wichtige Rolle bei der Erhaltung der körperlichen Leistungsfähigkeit älterer Menschen.

Dehydration führt zu einer schnellen Ermüdung und einem Nachlassen der Muskelkraft, was die Mobilität und Unabhängigkeit älterer Menschen beeinträchtigt.

Durch ausreichendes Trinken wird die Muskelfunktion unterstützt und das Risiko von Stürzen reduziert.

Eine optimale Flüssigkeitszufuhr trägt auch zur Aufrechterhaltung des Blutdrucks bei und kann das Risiko von Herz-Kreislauf-Erkrankungen verringern.

Es ist daher wichtig, dass ältere Menschen sich dafür interessieren, regelmäßig zu trinken, um ihre körperliche Leistungsfähigkeit und Mobilität zu erhalten.

V.
HERAUSFORDERUNGEN BEI DER AUSREICHENDEN FLÜSSIGKEITSZUFUHR IM ALTER

Es gibt verschiedene Herausforderungen, die wir älteren Menschen daran hindern, ausreichende Flüssigkeit zu sich zu nehmen.

Einige der häufigsten Probleme sind:

Vermindertes Durstgefühl:
Mit zunehmendem Alter kann das Durstgefühl abnehmen, was dazu führt, dass ältere Menschen nicht mehr so oft Durst verspüren und weniger Flüssigkeit zu sich nehmen.

Eingeschränkte Mobilität:
Ältere Menschen mit eingeschränkter Mobilität haben möglicherweise Schwierigkeiten, aufzustehen und sich Wasser zu holen, was dazu führen kann, dass sie weniger trinken.

Einige **Medikamente** können dazu führen, dass ältere Menschen mehr Wasser ausscheiden oder dass sie ein vermehrtes

Wasserlassen haben. Dies führt dazu, dass sie mehr Wasser trinken müssen, um ausreichend hydriert zu bleiben.

- **Einschränkungen der Flüssigkeitsaufnahme:**
Manche älteren Menschen haben Einschränkungen bei der Aufnahme von Flüssigkeiten, zum Beispiel aufgrund von **Schluckbeschwerden** oder **Magen-Darm-Problem**

- **Eingeschränkter Zugang zu Trinkwasser:**
Ältere Menschen, die in Pflegeheimen oder Krankenhäusern leben, haben möglicherweise keinen einfachen Zugang zu Trinkwasser oder sind auf das Personal angewiesen, um ihnen Wasser zu bringen.

Es ist wichtig, diese Herausforderungen zu erkennen und Lösungen zu finden, um ältere Menschen bei der ausreichenden Flüssigkeitszufuhr zu unterstützen. Dazu gehören zum Beispiel die Anpassung von Medikamenten oder die **Bereitstellung von leicht zugänglichem Trinkwasser**.

Auch tägliche Erinnerungen und Anreize können helfen, ältere Menschen dazu zu inspirieren, ausreichend zu trinken.

- **Veränderungen im Durstempfinden**
Mit zunehmendem Alter nimmt das Durstempfinden ab, was dazu führen kann, dass wir nicht genug Wasser trinken. Dieses Phänomen wird als **"Adipsie"** bezeichnet und ist auf **physiologische Veränderungen** zurückzuführen.

Die Fähigkeit, Durst zu empfinden, hängt von einem **komplexen Zusammenspiel verschiedener Hormone, Rezeptoren und Nervensysteme** ab.
Mit zunehmendem Alter kann es jedoch zu Veränderungen kommen, die die Signalübertragung zwischen diesen Systemen beeinträchtigen und das Durstempfinden reduzieren.

Eine weitere Ursache für ein bestimmtes Durstempfinden bei

älteren Menschen ist die **Einnahme bestimmter Medikamente**.

Einige Arzneimittel können dazu führen, dass der Körper mehr Wasser ausscheidet oder das Durstempfinden beeinträchtigt wird.

Dazu gehören beispielsweise Diuretika, Antidepressiva und Schmerzmittel.

Das wichtigste Durstempfinden bei älteren Menschen kann dazu führen, dass sie nicht genug Wasser trinken, was zu Dehydration und anderen gesundheitlichen Problemen führen kann.

Es ist daher wichtig, dass ältere Menschen regelmäßig daran erinnert werden, genug Wasser zu trinken, auch wenn sie nicht durstig sind.

- **Eingeschränkte Mobilität und Unabhängigkeit**

Mit zunehmendem Alter können viele ältere Menschen aufgrund von körperlichen Einschränkungen wie Arthritis oder Parkinson Probleme haben, ausreichend Flüssigkeit zu sich zu nehmen.

Diese Einschränkungen können dazu führen, dass sie Schwierigkeiten haben, Wasserflaschen zu öffnen oder sich zum Kühlschrank oder Wasserleitung zu gehen, um Wasser zu holen.

Auch die Mobilität kann durch körperliche Einschränkungen eingeschränkt sein, was die Unabhängigkeit bei der eigenen Versorgung mit Flüssigkeit einschränkt.

Dies kann zu einem Risiko für Dehydratation führen, insbesondere wenn keine Unterstützung vorhanden ist, um sicherzustellen, dass ausreichend Wasser getrunken wird.

• *Medikamenteneinnahme als Risikofaktor*

Ein weiteres Problem im Alter ist die Einnahme von Medikamenten.

Viele Menschen nehmen regelmäßig Medikamente ein, die Auswirkungen auf den Wasserhaushalt des Körpers haben.

Einige Medikamente können beispielsweise zu einem erhöhten Wasserlassen führen, was zu einer erhöhten Flüssigkeitsausscheidung führt.

Andere Medikamente können den Durst beeinträchtigen oder den Elektrolythaushalt des Körpers beeinflussen, was ebenfalls Auswirkungen auf die Flüssigkeitszufuhr haben kann.

Ältere Menschen sollten sich bewusst sein, welche Medikamente sie einnehmen und wie sie sich auf ihren Wasserhaushalt äußern können.

Es ist wichtig, dass sie mit ihrem Arzt oder Apotheker sprechen, um mögliche Risiken zu identifizieren und gegebenenfalls Maßnahmen zu ergreifen, um sicherzustellen, dass sie ausreichend hydriert bleiben.

VI. PRAKTISCHE MASSNAHMEN ZUR VERBESSERUNG DER FLÜSSIGKEITSZUFUHR BEI SENIOREN

Es gibt verschiedene Maßnahmen, die ältere Menschen ergreifen können, um sicherzustellen, dass sie ausreichend hydriert bleiben.

Hier sind einige Tipps:

1. Trink regelmäßig kleine Mengen Wasser über den Tag verteilt statt in großen Mengen auf einmal.
2. Füge Deinen Wassergeschmack hinzu, um es schmackhafter zu machen. Dazu kannst Du zum Beispiel Zitronen- oder Orangenscheiben oder Gurkenscheiben verwenden.
3. Einige weitere praktische Maßnahmen, um die Flüssigkeitszufuhr bei Senioren zu verbessern, sind: **Geschmackliche Anreize:** Geschmackliche Anreize wie aromatisiertes Wasser oder das Hinzufügen von Obst oder Kräuter.
4. Es gibt auch praktische Maßnahmen, die Senioren dabei

helfen können, ihre Flüssigkeitszufuhr zu erhöhen und aufrechtzuerhalten:

5. **Wasser immer in Reichweite halten**: Es kann hilfreich sein, immer eine Flasche Wasser in Reichweite zu haben, um das Trinken zu erleichtern.

6. Eine weitere Möglichkeit zur Steigerung der Flüssigkeitsaufnahme ist die **Verwendung von Trink-Apps oder -Erinnerungen**. Diese Apps können helfen, den Flüssigkeitsverbrauch zu verfolgen und Erinnerungen zu senden, um regelmäßig Wasser zu trinken.

7. Eine weitere Möglichkeit ist, das Trinken von Flüssigkeiten in den Tagesablauf zu integrieren, z.B. durch das Platzieren von Wasserflaschen an Orten, die Du oft besuchst, wie zum Beispiel neben dem Bett oder auf dem Schreibtisch.

8. Weiters ist die Wahl von **wasserreichen Lebensmitteln** wie Suppen, Obst und Gemüse. Die Verwendung von Gewürzen und Kräutern kann dazu beitragen, dass Wasser schmackhafter wird, was dazu führt, dass Senioren mehr davon trinken.

9. Ein weiterer wichtiger Aspekt ist die Verfügbarkeit von Trinkwasser. Es sollte immer ausreichend Wasser in Reichweite sein, damit sie immer und überall erreichbar sind.

- *Trinkplan und regelmäßige Flüssigkeitsaufnahme*

Ein Trinkplan kann dabei helfen, das regelmäßige Trinken zu fördern. Der Plan kann speziell auf die individuellen Bedürfnisse abgestimmt werden, beispielsweise durch die Festlegung von konkreten Trinkzeiten und -mengen.

- **Verwendung von Trinkhilfen, Trinkbechern, Trinkhalmen:** Personen mit eingeschränkter Mobilität oder

Schwierigkeiten beim Greifen können von Trinkhilfen wie Trinkbechern mit Griffen oder Strohhalmen profitieren.

- **Wahl von relevanten Getränken:** Die Wahl der richtigen Getränke ist ein wichtiger Faktor, um eine ausreichende Flüssigkeitszufuhr bei Senioren zu gewährleisten.

Hierbei sollten vor allem Getränke bevorzugt werden, die den Durst löschen, aber auch **wichtige Nährstoffe und Elektrolyte** liefern. Wasser ist hierbei die beste Wahl und kann je nach Geschmack **mit Früchten oder Kräutern aromatisiert** werden.

Auch Kräutertees, ungesüßte Fruchtsäfte und Gemüsesäfte sind gute Alternativen.

Alkoholische Getränke sollten dagegen nur in Maßen genossen werden, da sie entwässernd wirken und somit den Flüssigkeitshaushalt des Körpers beeinträchtigen können.

Auf stark gezuckerte Limonaden und Energy Drinks sollte gänzlich verzichtet werden, da sie den Blutzuckerspiegel erhöhen und den Körper zusätzlich belasten.

VII. Bedeutung der Ernährung für die Flüssigkeitszufuhr im Alter

Eine ausgewogene Ernährung spielt eine wichtige Rolle für die ausreichende Flüssigkeitszufuhr im Alter.

Lebensmittel mit hohem Wasseranteil wie **Obst, Gemüse und Suppen** tragen dazu bei, den Wasserbedarf zu decken.

Auch **Milchprodukte und fettarme Joghurts** sind eine gute Quelle für Flüssigkeit.

Es ist jedoch wichtig, auf zuckerhaltige Getränke wie Limonade oder Energy-Drinks zu verzichten, da diese den Körper austrocknen können.

Darüber hinaus sollten salzige Lebensmittel wie Chips oder gesalzene Nüsse in Maßen konsumiert werden, da sie den Durst erhöhen.

Eine ausgewogene, abwechslungsreiche Ernährung, die reich an Obst, Gemüse und Flüssigkeit ist, kann dazu beitragen, den Wasserbedarf im Alter zu decken und gleichzeitig eine optimale Nährstoffversorgung sicherzustellen.

● *Einfluss von Nahrungsmitteln auf den Wasserhaushalt*

Nahrungsmittel haben einen erheblichen Einfluss auf den Wasserhaushalt im Körper.

Besonders **natriumreiche Lebensmittel** (natriumreiche Lebensmittel sind beispielsweise: Salz (NaCl), Sojasoße, Käse, Schinken, Olive, Hering, Sardinen, Gewürzgurken, Sellerie, Tomatenmark, Brühe und Suppenwürfel) können die Wasseraufnahme erhöhen und die Ausscheidung von Wasser durch die Nieren verringern. Das führt dazu, dass der Körper mehr Wasser speichern kann und der Durst erst später einsetzt.

Auf der anderen Seite können **ballaststoffreiche Lebensmittel**, wie Obst und Gemüse, dazu beitragen, dass mehr Wasser im Darm gebunden wird und somit die Verdauung unterstützt wird.

Auch hier ist es wichtig, ausreichende Flüssigkeit zu sich zu nehmen, um eine ausreichende Aufnahme von Wasser zu gewährleisten.

Generell sollten wir darauf achten, eine ausgewogene und abwechslungsreiche Ernährung zu uns zu nehmen, die reich an Obst, Gemüse, Vollkornprodukten und magerem Eiweiß ist.

Eine solche Ernährung kann dazu beitragen, den Körper mit ausreichend Flüssigkeit und Nährstoffen zu versorgen.

Darüber hinaus sollten Menschen darauf achten, Alkohol und koffeinhaltige Getränke in Maßen zu konsumieren, da diese den Körper dehydrieren. Stattdessen sollten sie auf **Wasser, Kräutertees und verdünnte Fruchtsäfte** setzen, um ihren Körper ausreichend mit Flüssigkeit zu versorgen.

• *Empfehlungen für eine ausgewogene Ernährung*

Eine ausgewogene Ernährung ist für Menschen jeden Alters von großer Bedeutung.

Insbesondere sollten wir Senioren auf eine ausgewogene Ernährung achten, da wir oft ein erhöhtes Risiko für Erkrankungen und Mangelernährung haben. Hier sind einige allgemeine Empfehlungen für eine ausgewogene Ernährung:

1. **Vielfalt:** Eine ausgewogene Ernährung sollte eine Vielzahl von Lebensmitteln aus allen Lebensmittelgruppen enthalten, einschließlich Obst, Gemüse, Vollkornprodukte, fettarme Milchprodukte, mageres Protein und gesunde Fette.
2. **Mäßigung:** Eine ausgewogene Ernährung sollte in Maßen gegessen werden, um eine ausdrückliche Kalorienaufnahme zu vermeiden. Es ist wichtig, die Portionsgrößen im Auge zu behalten und auf verarbeitete Lebensmittel und zuckerhaltige Getränke zu verzichten.
3. **Nährstoffdichte:** Eine ausgewogene Ernährung sollte nährstoffreiche Lebensmittel enthalten.

Ein weiterer wichtiger Faktor für eine ausreichende Flüssigkeitszufuhr im Alter ist eine **ausgewogene Ernährung**. Es wird empfohlen, sich an die allgemeinen Empfehlungen für eine gesunde Ernährung zu halten, die beispielsweise eine ausreichende Zufuhr von Obst, Gemüse, Vollkornprodukten und magerem Protein enthält.

Es ist auch wichtig, auf die Qualität der Lebensmittel zu achten und Lebensmittel mit hohem Gehalt an **pflanzlichen Fetten,**

Zucker und Salz zu begrenzen. Eine Ernährung mit einem hohen Gehalt an Salz kann den Durst erhöhen und den Körper dazu bringen, mehr Flüssigkeit aufzunehmen, was zu einem höheren Risiko für Dehydration führen kann. Stattdessen sollten Lebensmittel bevorzugt werden, wie zum Beispiel frisches Obst und Gemüse, mageres Fleisch und Fisch, Vollkornprodukte und Hülsenfrüchte.

Es ist auch wichtig, ausreichend **Ballaststoffe** zu sich zu nehmen, um Verstopfung zu vermeiden. Eine ballaststoffreiche Ernährung kann dazu beitragen, Wasser im Darm zu binden und den Stuhl zu erweichen, was die Stuhlentleerung erleichtert und Verstopfung verhindert.

Darüber hinaus sollten ältere Menschen darauf achten, **ausreichend Protein** zu sich zu nehmen, um Muskelabbau im Alter zu vermeiden und die körperliche Leistungsfähigkeit zu erhalten. Es wird empfohlen, mindestens 1 bis 1,2 Gramm Protein pro Kilogramm Körpergewicht pro Tag zu konsumieren.

Insgesamt ist eine ausgewogene Ernährung ein wichtiger Bestandteil einer ausreichenden Flüssigkeitszufuhr im Alter und kann dazu beitragen, die Gesundheit und das Wohlbefinden zu verbessern.

VIII. FAZIT

Zusammenfassend lässt sich sagen, dass eine ausreichende Flüssigkeitszufuhr im Alter von großer Bedeutung für die Gesundheit und das Wohlbefinden älterer Menschen ist.

Die physiologischen Veränderungen im Alter führen dazu, dass ältere Menschen ein erhöhtes Risiko für Dehydratation und damit verbundene gesundheitliche Probleme haben.

Wasser spielt eine wichtige Rolle bei der Regulierung der Körpertemperatur, dem Transport von Nährstoffen und Sauerstoff sowie der Entfernung von Abfallprodukten.

Eine ausreichende Flüssigkeitszufuhr kann dazu beitragen, die Nierenfunktion zu unterstützen, die kognitive Leistungsfähigkeit zu verbessern und vor Erkrankungen wie Harnwegsinfektionen und Verstopfung zu schützen.

Herausforderungen bei der ausreichenden Flüssigkeitszufuhr im Alter sind Veränderungen im Durstempfinden, eingeschränkte Mobilität und Unabhängigkeit sowie die Einnahme von Medikamenten.

Praktische Maßnahmen wie die Platzierung von Trinkgefäßen in Reichweite, regelmäßige Erinnerungen an das Trinken und die Wahl von relevanten Getränken können dazu beitragen, die Flüssigkeitszufuhr älterer Menschen zu verbessern.

Eine ausgewogene Ernährung mit natriumreichen Lebensmitteln kann ebenfalls dazu beitragen, den Wasserhaushalt zu regulieren.

Insgesamt ist es wichtig, dass ältere Menschen ausreichend Flüssigkeit zu sich nehmen, um gesundheitliche Probleme zu vermeiden und eine gute Lebensqualität zu erhalten. Durch die Implementierung praktischer Maßnahmen und die Förderung einer ausgewogenen Ernährung kann dies erreicht werden.

DANKESWORTE

Liebe Leserinnen und Leser,

Ich möchte mich herzlich bei Dir für Dein Interesse an meinem Buch „Senioren – Wasser: der Schlüssel zu körperlichem und geistigem Wohlbefinden" bedanken.

Die Reise, dieses Buch zu schreiben, war eine interessante Erfahrung, und ich bin dankbar für die Gelegenheit, mein Wissen und meine Leidenschaft für das Thema mit Dir zu teilen.
Das Trinken von ausreichend Wasser und die Pflege eines gesunden Lebensstils sind von entscheidender Bedeutung, um unsere körperliche und geistige Gesundheit im Alter zu erhalten. Ich hoffe, dass dieses Buch Dir wertvolle Einblicke und Ratschläge bietet, wie Du Dein Wohlbefinden steigern kannst.

Abschließend danke ich Dir, liebe Leserinnen und Leser, für Deine Zeit und Dein Interesse.

Ich hoffe, dass Du aus diesem Buch nützliche Informationen und Inspiration mitnehmen kannst, um ein gesundes und erfülltes Leben zu führen.

Mit herzlichen Grüßen,
Eva

meine Webseite: >>> https://evaprasch.com

ÜBER MICH

Mein Name ist Eva, und ich erzähle Dir gerne, warum ich das Buch „Senioren – Wasser: der Schlüssel zu körperlichem und geistigem Wohlbefinden" geschrieben habe.

Mein persönlicher Hintergrund und meine Lebenserfahrungen haben mich dazu motiviert, mich intensiv mit dem Thema der Gesundheit im Alter auseinanderzusetzen. Als Kind habe ich meine Großeltern auf ihrem Weg in den Ruhestand begleitet und die Herausforderungen miterlebt, denen sie gegenüberstanden. Dies hat in mir den Wunsch geweckt, Wege zu finden, wie ältere Menschen ein erfülltes und gesundes Leben führen können.

Während meines Lebens habe ich viel über die Bedeutung von Wasser für den menschlichen Körper gelernt. Wasser ist nicht nur lebensnotwendig, sondern spielt auch eine entscheidende Rolle bei der Prävention und Behandlung zahlreicher Alterskrankheiten. Diese Erkenntnisse haben mich dazu inspiriert, mein Wissen zu vertiefen und es in einem Buch zu teilen.

Die Idee, ein Buch über Wasser und das Wohlbefinden von Senioren zu schreiben, reifte in mir über Jahre hinweg. Ich habe unzählige Bücher und Artikel gelesen, und persönliche Geschichten von Senioren gehört, die an einer besseren Wasserbalance gearbeitet haben.

Ich habe dieses Buch geschrieben, weil ich der festen Überzeugung bin, dass Wissen die beste Medizin ist. Mein Ziel ist es, Menschen eine verlässliche Informationsquelle an die Hand zu geben, um sie dabei zu unterstützen, die Bedeutung ausreichender Flüssigkeitszufuhr zu verstehen und praktische Tipps für ein gesundes Leben im Alter umzusetzen.

Es ist meine Hoffnung, dass dieses Buch dazu beiträgt, das Leben von Dir positiv zu beeinflussen und Deine Lebensqualität zu verbessern.

Gesundheit ist ein kostbares Gut, das wir alle schätzen sollten, und ich bin dankbar, die Gelegenheit zu haben, meine Leidenschaft in Form dieses Buches mit Dir zu teilen.

Vielen Dank für Dein Interesse an meinem Buch und für die Möglichkeit, meine Motivation und Hintergründe mit Dir zu teilen.

Mit freundlichen Grüßen,
Eva

IMPRESSUM

Mag. Eva Prasch

Abt Balthasar-Straße 7

2651 Reichenau an der Rax

web: https://evaprasch.com/